藏在身体里的秘密

[美]沙娜·毛斯科普夫 ◎著

[美]克里斯蒂·倪◎绘

汪雪君◎译

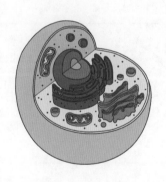

吉林科学技术出版社

Human Anatomy Activities for Kids

Copyright ©2021 by Rockridge Press, Emeryville, California

Illustrations © Christy Ni 2020

First Published in English by Rockridge Press, an imprint of Callisto Media,Inc.

Simplified Chinese Edition © Jilin Science and Technology Publishing House 2024

All Rights Reserved

吉林省版权局著作合同登记号：
图字 07-2022-0004

图书在版编目（CIP）数据

藏在身体里的秘密 / （美）沙娜·毛斯科普夫著；
汪雪君译. -- 长春 ：吉林科学技术出版社，2024.9
（图解万物系列 / 赵渤婷主编）
ISBN 978-7-5744-1074-9

Ⅰ. ①藏… Ⅱ. ①沙… ②汪… Ⅲ. ①人体—儿童读
物 Ⅳ. ①R32-49

中国国家版本馆CIP数据核字(2024)第057572号

图解万物系列 藏在身体里的秘密
TUJIE WANWU XILIE CANGZAI SHENTI LI DE MIMI

著　　者	[美]沙娜·毛斯科普夫	开　本	20	
绘　　者	[美]克里斯蒂·倪	印　张	3.5	
译　　者	汪雪君	页　数	70	
出 版 人	宛　霞	字　数	65千字	
责任编辑	赵渤婷	印　数	1-5 000册	
封面设计	长春市吾擅文化传媒有限公司	版　次	2024年9月第1版	
制　　版	云尚图文工作室	印　次	2024年9月第1次印刷	
幅面尺寸	212 mm×227 mm			

出　　版　吉林科学技术出版社
发　　行　吉林科学技术出版社
地　　址　长春市福祉大路5788号
邮　　编　130118
发行部电话/传真　0431-81629529　81629530　81629531
　　　　　　　　　　81629532　81629533　81629534
储运部电话　0431-86059116
编辑部电话　0431-81629520
印　　刷　长春新华印刷集团有限公司

书　　号　ISBN 978-7-5744-1074-9
定　　价　39.80元

目　录

读者须知

人们一直对自己的身体充满好奇，想知道身体是如何工作的，是什么导致我们生病，以及我们是如何痊愈的。

小时候，我就对身体非常好奇，并对许多其他孩子认为"可怕"的东西十分着迷。我在湖畔长大，我的第一个实验室就设在湖畔的树林里。在这儿，我可以找到各种各样的动植物。我发现，有很多浣熊、负鼠，甚至还有松鼠！如果孩子们也跟我一样充满好奇心，喜欢探索，渴望了解自己身体的内部机制，那么，这本书不容错过。

上大学时，我学习了解剖学。解剖就是研究动植物的形态结构，了解它们的身体及生命机制。学习解剖让我知道，我们的身体结构总体上都是一样的，只是偶尔会有细微差别。例如胃在身体中心位置，心脏在胃的上面，血管从脑袋延伸到脚趾，手臂上的某些肌腱控制手指的移动。我还了解到，可以通过仔细观察身体器官状况诊断疾病。我对观察和了解人体非常有兴趣！

人们可能总喜欢问你："你长大后想做什么？"

许多人都会感觉到自己不知不觉就长大了。随着我们不断长大，人生道路经常发生改变。我发现，我对了解人体的热情有增无减，所以我选择从事相关行业，让更多的孩子对人体产生兴趣。阅读这本书的时候，你可能会发现自己对有关肺部的所有知识、修复骨折或治愈癌症等充满学习的渴望，找出你觉得最有趣的内容并继续深入了解吧。

我最终成为一名科普教师，就是为了向孩子们传授人体相关的知识。我的教室里摆满了头骨、人体模型，甚至还有装着器官的罐子，这些对我的学生来说都是很好的教学资源。当然，阅读这本书不会让孩子们看到罐子或头骨，但孩子们会学到之前不了解的、关于身体的各种奇妙知识。希望孩子们跟我小时候一样，渴望学习和了解这一切。

　　本书还穿插了若干课外活动，帮助孩子们巩固所学知识。在你准备进行实验的时候，先查看"在家练习"课外活动，了解一些有趣的实践知识，也了解关于身体的更多信息。

　　言归正传，开始我们的"奇妙之旅"吧！

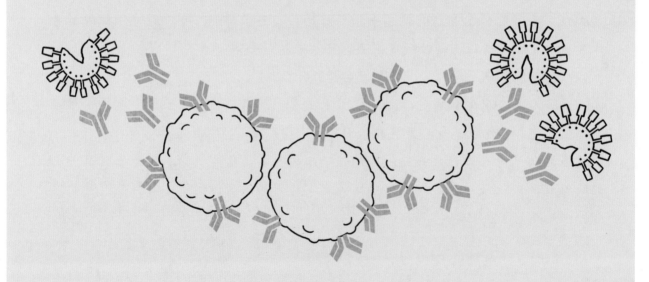

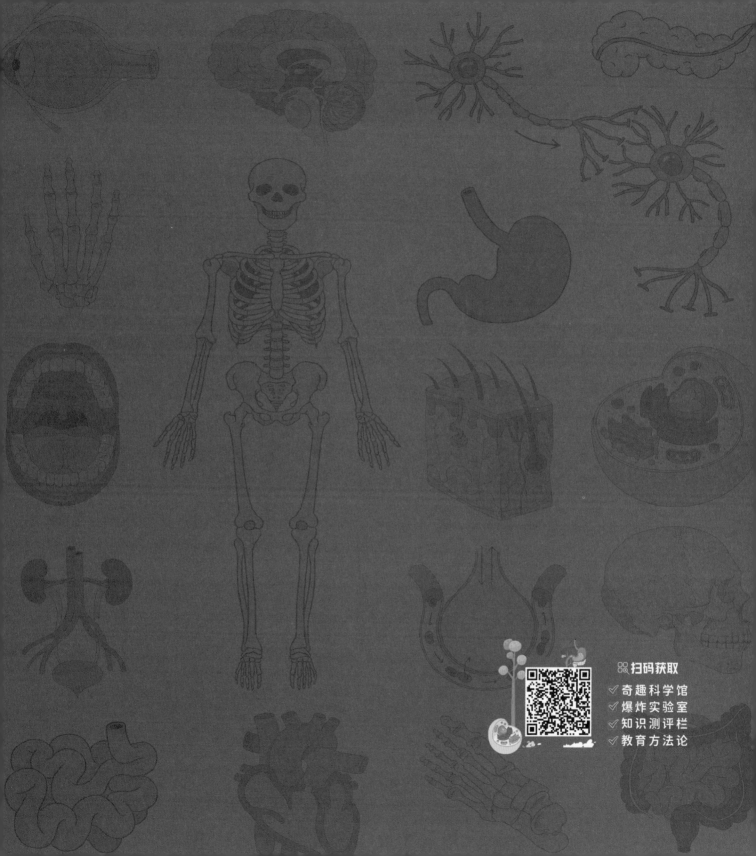

神奇的人体

人体之间会有一些大大小小的差别，但人们的内部器官是相同的。这些器官互相协作配合，使人们健康地生活。人体的适应能力非常强，所以人们可以在一些自然条件恶劣的环境中生存，甚至可以在空气稀薄的高原上生活！

有记录以来，身高最高的人是罗伯特·瓦德罗，他的身高达到了 2.72 米，被称为"奥尔顿巨人"。最矮的人是钱德拉·巴哈杜尔·唐吉，他的身高只有 0.55 米。

你知道吗？

人体解剖学是了解正常人体结构并对身体各个器官进行研究的学科。生理学主要研究这些器官是如何工作的。人体的每个系统都由协同工作、执行重要功能的器官组成。所有的系统相互依赖，保持人们的健康。

即使外界环境发生变化，身体也可以保持内环境不变。如果你感到炎热，身体会通过出汗来降低体温；如果你感到寒冷，身体会通过打寒战来保持温暖。这种体内的平衡状态被称为稳态。如果你不能保持这种平衡状态，就可能会生病甚至死亡。

18世纪，医学院需要尸体进行研究，以便医生学习解剖知识和医疗技术。一些犯罪分子，即盗尸贼，会在夜间挖坟盗尸，并将尸体卖给医学院。

神经系统主要负责接收并向身体发送信息，并控制呼吸、出汗等身体行为

淋巴（循环系统）定位体内的细菌和病毒并消除它们

内分泌系统主要负责调控生长和发育

消化系统主要负责将食物分解成人体可吸收的营养物质

运动系统对人体主要起支持、保护和运动的作用

泌尿系统主要负责清除机体代谢所产生的废物

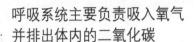

呼吸系统主要负责吸入氧气并排出体内的二氧化碳

循环系统包括心血管系统和淋巴系统两部分

生殖系统主要负责孕育新生命

高中毕业后可能需要长达14年的学习和实习，才能成为一名执业医生。

3

细胞的结构

你体内的每个器官都是由数以百万计的细胞组成的，这些细胞非常小，用显微镜才能看到它们。有些细胞又长又薄，紧紧叠在一起；有些细胞的表面甚至有细小的毛发。细胞聚集在一起形成组织，组织聚集在一起形成器官，如胃和大脑。人体有大约 200 种不同类型的细胞！人体最大的细胞是卵子。即便是人体最大的细胞，直径也只有 0.2 毫米。

线粒体被称为细胞的"能量工厂"，为细胞提供能量。细胞（如肌肉细胞）的工作量越大，线粒体就越多。

你知道吗？

每种类型的细胞因其分工不同而存在外形的差别，但所有细胞都有一些共同点：

➡ 细胞中的细胞质含水。

➡ 细胞质周围有一层细胞膜，可以让某些物质进出细胞。

➡ 细胞质中的微小细胞器执行各种不同的任务，一些细胞器消化营养物质，另一些提供能量，还有一些则负责在细胞内运输物质。

➡ 细胞核中有染色体，一条染色体包含一个脱氧核糖核酸（DNA），DNA 携带了遗传信息，遗传信息控制细胞中物质和能量的变化。

每个细胞就像一个小小的工厂。细胞器遵循细胞核的指令构建蛋白质，从而帮助细胞完成其特定的工作。

细菌占人体质量的 3% 左右。如果一个人体重为 75 千克，那体内足足有 2.25 千克细菌！

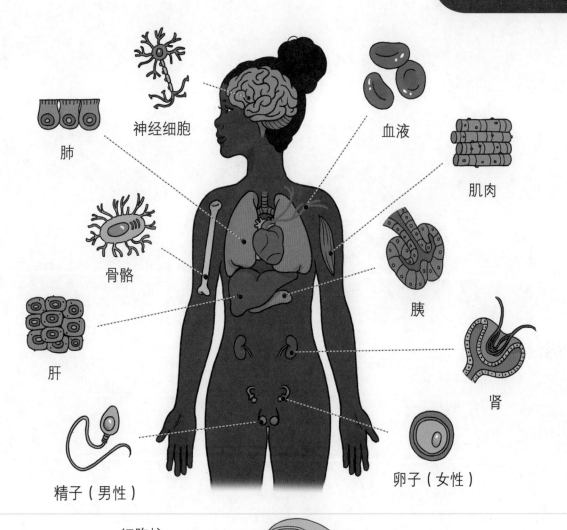

神经细胞

血液

肺

肌肉

骨骼

胰

肝

肾

精子（男性）

卵子（女性）

细胞核
控制中心

线粒体
提供能量的细胞器

内质网
细胞的传递系统

溶酶体
"消化"细胞并处理废物

高尔基体
包裹和运送蛋白质

核糖体
辅助合成蛋白质

细胞膜
细胞的外层"皮肤"

细胞质
细胞内部的含水胶状物质

5

课外活动：填空

你能用词库中的词语标记这个细胞的各个部分吗？（如需帮助，参见第 60 页。）

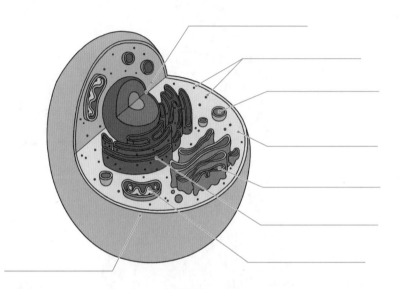

词 库

细胞核	细胞膜	内质网
线粒体	核糖体	溶酶体
细胞质	高尔基体	

➡ 在家练习

　　尝试自己动手构建细胞模型！看看你身边，是否能找到看起来像细胞结构的物品？收集回形针、牙签和通心粉等材料，构建细胞的 3D 模型。参照本章中的图表，在硬纸板上构建细胞模型，然后拿一张"细胞拍"（细胞影像）给你的朋友们看。

课外活动：协助细胞医生

细胞医生负责修复感觉不舒服的细胞。阅读以下"病人们"的陈述，并协助医生确定细胞的哪个组成部分生病了。每种症状都基于该细胞组成部分的功能。（答案参见第60页。）

细胞患者症状	哪个细胞组成部分出了问题？
"细胞医生，我早上浑身没劲儿。我太累了，什么都干不了！"	
"我的细胞质中废物太多了，真是堆积如山！但我拿它们一点儿办法也没有。"	
"医生，我不知道我在做什么。我准备开始工作了！"	
"我的水一直往外漏。"	
"医生，你有什么办法吗？我制造了各种实用的蛋白质，但它们无法打包和运输。"	
"细胞核给我发出了完美的指令，但我尝试构建蛋白质时，却全都搞错了。"	
"医生！我试图将蛋白质运输到细胞的另一侧，但它们根本不会移动，全都卡在一起。"	

坚实的骨骼

骨骼可以保护重要器官，帮助你运动，还可以生产血细胞。骨骼可以起到支架的作用，支撑起人体，塑造人体的外部形态。骨骼还储存着身体所需的钙和其他矿物质。骨骼有很多种形状，通过关节处的韧带与其他骨骼相连。新生儿出生时大约有300块骨头，随着时间的推移，一些骨头会融合在一起。成年时，你的身体有206块骨头。

你能把指关节掰得"咔咔"响吗？当你掰指关节时，指关节周围压力降低，形成气泡，气泡不断膨胀。当气泡缩小或破裂时，就会发出爆裂声。但不建议这样做，需要改变这个习惯。

肋骨可以保护人体重要的器官。大多数人有12对肋骨，有些人有13对肋骨。多余的一对肋骨称为颈肋，位于颈部。

你知道吗？

肌肉需要附着在骨骼上。

许多肌肉通过肌腱附着在骨骼上。当人体运动时，肌腱会在关节处拉动骨骼，关节是骨骼之间弯曲和旋转的连接点。

两骨之间借助软骨相连，关节对软骨进行保护。软骨具有弹性和韧性，有缓冲震荡的作用，如果关节处没有软骨，骨头会互相摩擦，你在运动时会感到疼痛。

骨质按结构可分为骨密质与骨松质。骨头的坚硬外壳是骨密质。大多数骨头的内部充满了骨松质，含有生产血细胞的红骨髓。但是，你千万别被骨松质的名字给骗了，骨松质其实很坚硬、很结实！储存脂肪的黄骨髓，通常位于长骨的中空区域。

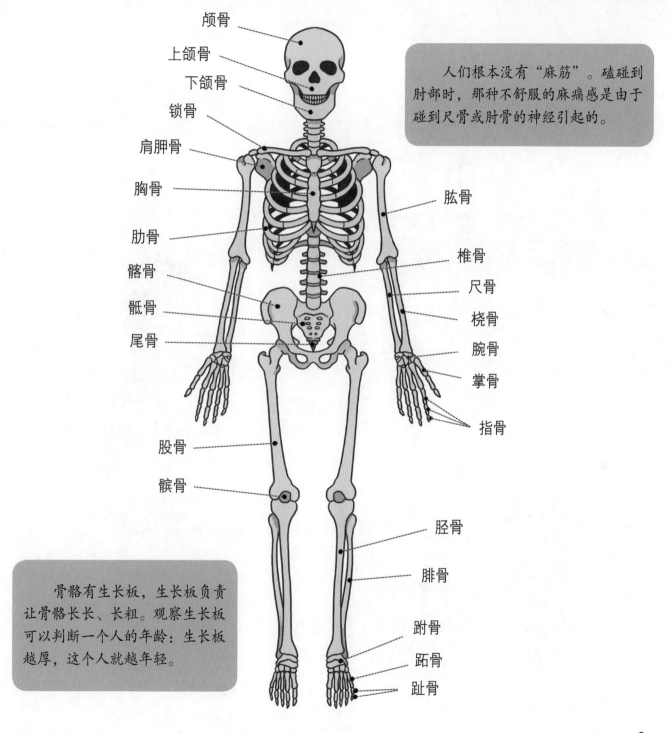

颅骨
上颌骨
下颌骨
锁骨
肩胛骨
胸骨
肋骨
髂骨
骶骨
尾骨
股骨
髌骨

肱骨
椎骨
尺骨
桡骨
腕骨
掌骨
指骨
胫骨
腓骨
跗骨
跖骨
趾骨

人们根本没有"麻筋"。磕碰到肘部时，那种不舒服的麻痛感是由于碰到尺骨或肘骨的神经引起的。

骨骼有生长板，生长板负责让骨骼长长、长粗。观察生长板可以判断一个人的年龄：生长板越厚，这个人就越年轻。

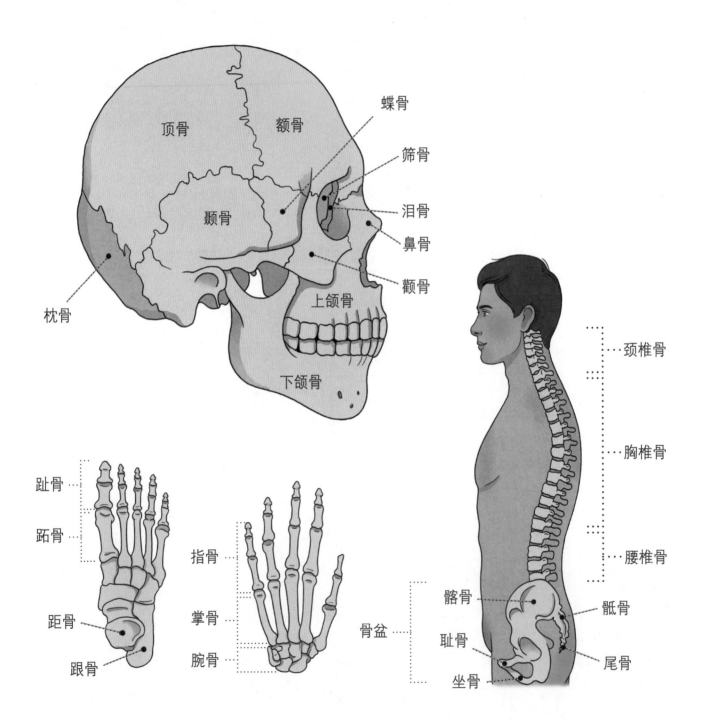

顶骨

额骨

蝶骨

筛骨

颞骨

泪骨

鼻骨

颧骨

枕骨

上颌骨

下颌骨

趾骨

跖骨

距骨

跟骨

指骨

掌骨

腕骨

骨盆

颈椎骨

胸椎骨

腰椎骨

髂骨

骶骨

耻骨

尾骨

坐骨

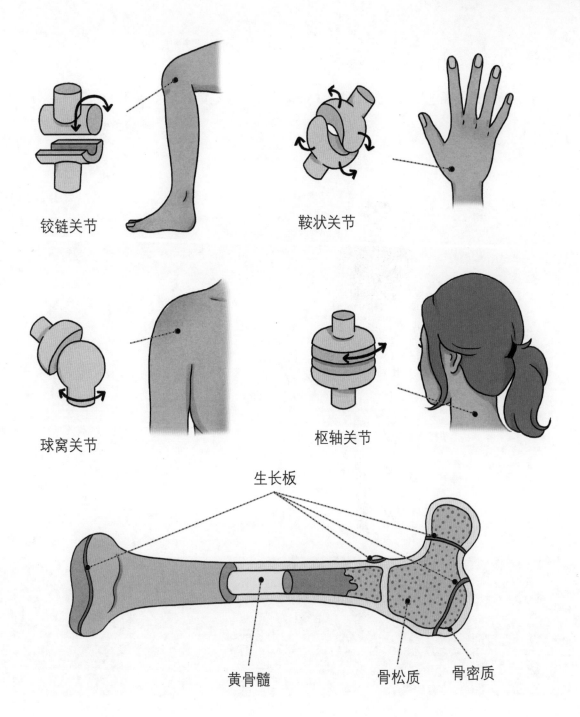

铰链关节

鞍状关节

球窝关节

枢轴关节

生长板

黄骨髓　　　骨松质　　骨密质

图解万物系列

课外活动：说出骨骼的名字！

你能正确标记骨架中的所有骨骼吗？（如需帮助，参见第60页。）

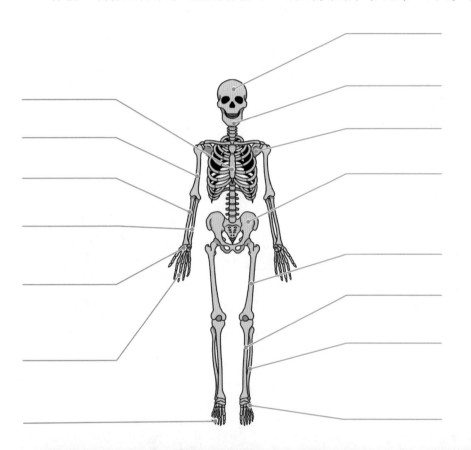

词 库

颅骨	桡骨
指骨	胫骨
下颌骨	尺骨
髂骨	腓骨
肩胛骨	腕骨
股骨	跗骨
肱骨	胸骨
趾骨	

➡ 在家练习

下次晚餐吃鸡肉时，你找一根鸡腿骨并试着将其弯折。会发生什么？是不是很难弯折？将骨头放在装满醋的罐子中浸泡三天，醋可以溶解骨头中的钙。浸泡后，再弯折骨头试试。与之前的感觉有何不同？

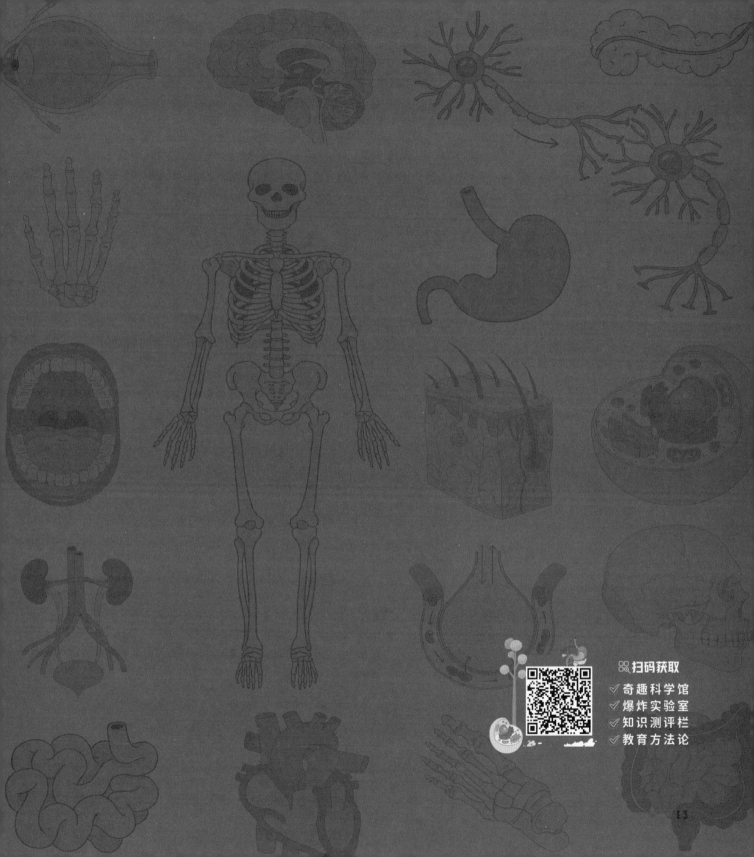

肌肉的力量

　　将手臂平放在桌子上，然后将手拉向胸部。这样做时，上臂的一块肌肉（肱二头肌）会收缩。当你伸出手臂时，上臂后面的肌肉（肱三头肌）正在收缩。肌肉协同工作，拉动关节，进行不同类型的运动。

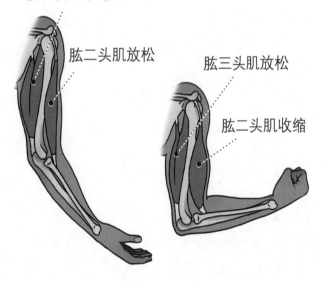

肱三头肌收缩
肱二头肌放松
肱三头肌放松
肱二头肌收缩

你知道吗?

　　肌肉中包含很多个称为肌原纤维的微小蛋白质肌丝。这些肌丝与神经系统相联，让大脑控制肌肉何时收缩、何时放松。

　　骨骼肌是附着在骨骼上的肌肉，是随意肌，当你想做出动作，比如拿铅笔或踢球，骨骼肌会忠实地执行大脑的命令。

　　其他肌肉，如心脏的心肌和消化系统的平滑肌，是非随意肌，不受人的意识控制。你的心脏会跳动，你的肠子会收缩，而你并未有意识地命令它们做这些事情。

　　当你伸缩肌肉时，它们会产生热量。事实上，你体内的大部分热量来自肌肉运动。

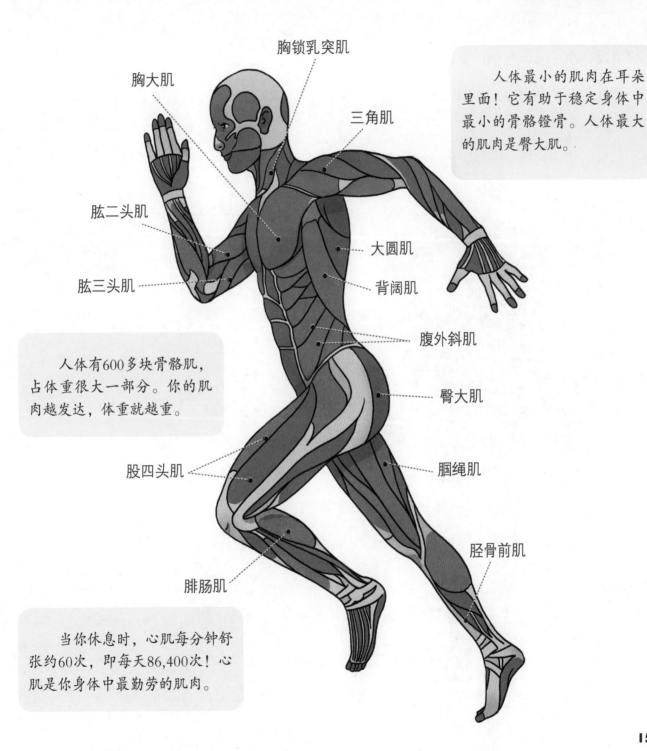

胸锁乳突肌

胸大肌

三角肌

人体最小的肌肉在耳朵里面！它有助于稳定身体中最小的骨骼镫骨。人体最大的肌肉是臀大肌。

肱二头肌

大圆肌

背阔肌

肱三头肌

腹外斜肌

人体有600多块骨骼肌，占体重很大一部分。你的肌肉越发达，体重就越重。

臀大肌

腘绳肌

股四头肌

胫骨前肌

腓肠肌

当你休息时，心肌每分钟舒张约60次，即每天86,400次！心肌是你身体中最勤劳的肌肉。

课外活动：肌肉配对

连线，指示下图中每一块肌肉的位置。（答案参见第 60 页。）

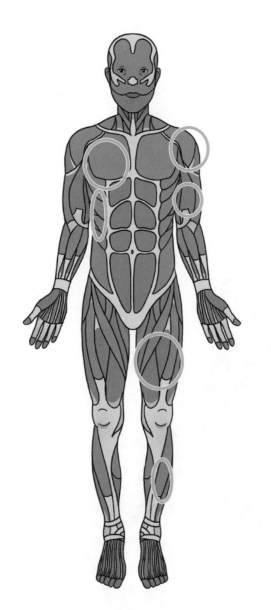

- 肱二头肌

- 股四头肌

- 三角肌

- 胸大肌

- 胫骨前肌

- 腹外斜肌

课外活动：你了解自己的肌肉吗？

圈出每个句子中的正确选项。（如需帮助，参见第61页。）

1. 心脏中的肌肉类型是 [骨骼肌 / 心肌 / 平滑肌]。

2. 将你的手臂拉向身体的肌肉是 [肱三头肌 / 肱二头肌]。

3. 最大的肌肉是 [臀大肌 / 肱三头肌]。

4. 肌肉由称为 [神经元 / 肌原纤维] 的肌丝组成。

5. 肌肉运动会 [发冷 / 发热]。

6. 骨骼肌是 [随意肌 / 非随意肌]。

7. 平滑肌是 [随意肌 / 非随意肌]。

8. 与肱二头肌相对的肌肉是 [臀大肌 / 肱三头肌]。

9. 身体中最勤劳的肌肉是 [心肌 / 臀大肌]。

10. 你没有意识地控制的肌肉被称为 [随意肌 / 非随意肌]。

➜ 在家练习

过度使用肌肉以至于它变得疲倦并且不能再收缩时，就会发生肌肉疲劳。如图所示，将一根橡皮筋绕在你拢紧的手指上。现在，反复张开你的手指撑橡皮筋，在你的手指开始感到疲劳之前，你可以撑开橡皮筋多少次？如果你经常练习，在相同时间段内做张开手指运动的次数会不断增加！

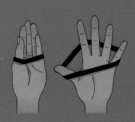

勤劳的循环系统

循环系统包括心血管系统和淋巴系统。由心脏和血管组成的网络可让你的血液将氧气和营养物质输送到身体的各个部位。你可以看到手臂上有一条从手腕延伸到肘部的蓝绿色血管吗？这是静脉，里面流淌的血液是红色的。红细胞含有一种叫作血红蛋白的蛋白质，它能携带氧气并使血液呈红色。

把手放在你的心脏位置（胸部偏左侧），你可以感觉到心脏在跳动，这里是左心室，是心脏最强壮的部分。

医生使用血压计测量血压。血压读数表示你的血液对血管壁施加的压力有多大。

你知道吗？

心脏将血液泵入肺部，血液在肺内吸收氧气，释放二氧化碳。然后再由心脏将含氧的血液泵送到身体的其他部位。这个循环也被称为双循环系统，因为血液循环两次流经心脏：一次是从心脏到肺部，另一次是肺部到心脏，然后再运送到身体的其他部位。

身体内的血液通过一条叫作主动脉的大动脉流出心脏。主动脉分支成更小的动脉，然后再分支成更小的毛细血管，将氧气输送到身体的各个组织。

血液通过静脉回流到心脏。最大的静脉是下腔静脉。去氧血流入心脏后，再通过肺动脉进入肺部，在肺内吸收氧气并重新开始循环。

人类有四种主要血型：A型、B型、AB型和O型。在某个人需要血液时，例如发生意外事故流血过多后，医生必须严格匹配血型。输错血型可能对患者造成生命危险！

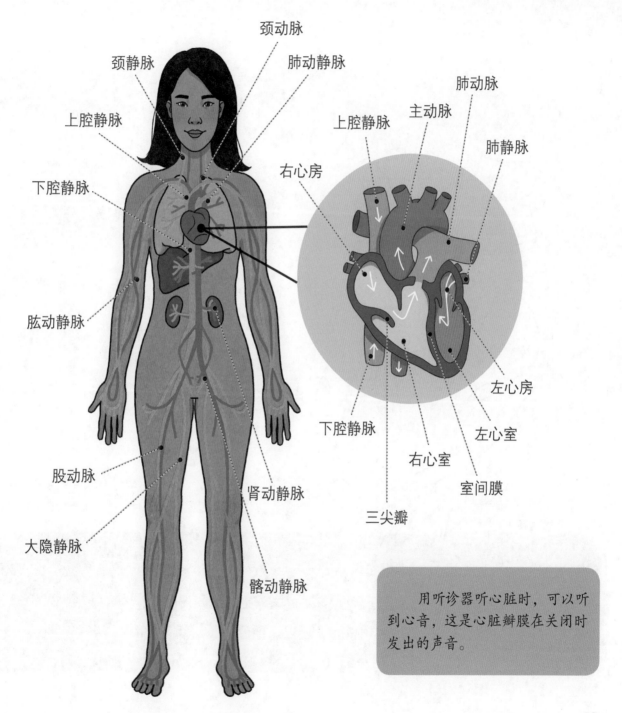

颈动脉

颈静脉

肺动静脉

上腔静脉

肺动脉

主动脉

上腔静脉

肺静脉

下腔静脉

右心房

肱动静脉

股动脉

肾动静脉

大隐静脉

髂动静脉

下腔静脉

三尖瓣

右心室

室间膜

左心房

左心室

用听诊器听心脏时，可以听到心音，这是心脏瓣膜在关闭时发出的声音。

19

课外活动：给心脏涂上颜色

根据下图显示的关键部位为心脏填色。（如需帮助，参见第61页。）

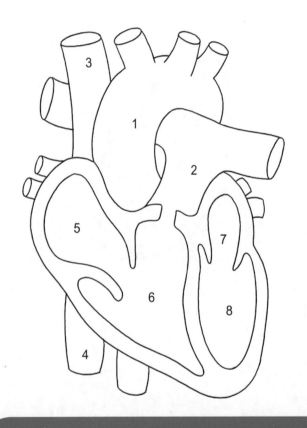

填色关键部位

1 主动脉

2 肺动脉

3 上腔静脉

4 下腔静脉

5 右心房

6 右心室

7 左心房

8 左心室

➡ 在家练习

血液被泵入动脉时，在你的体表可触摸到动脉搏动，一般称为脉率。测测你的脉率是多少，找准位置，触摸手腕或脖子上的动脉，数一数一分钟内能感觉到多少次跳动。然后，蹦跳30次，再数一数你的脉率。有什么变化？

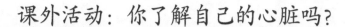

课外活动：你了解自己的心脏吗？

用下面的名词给每句话填空。（答案参见第 63 页。）

主动脉	心脏	毛细血管
下腔静脉	血液	静脉
双循环	红色	氧气
肱骨	胸骨	

1. 循环系统向身体输送 _____ 和营养物质。

2. 循环系统的主要器官是 _____ ，它负责泵送 _____ 。

3. 静脉血管在皮肤下可能看起来是蓝色或绿色的，但里面流动的血液是 _____ 的。

4. 血液通过叫作 _____ 的大动脉流出心脏。

5. 血液通过 _____ 流回心脏。

6. 人体最大的静脉是 _____ 。

7. 称为 _____ 的小血管将血液输送到身体组织。

8. 血液通过心脏的方式为 _____ ，因为血液在到达身体其他部位之前要通过心脏两次。

呼吸系统

呼吸系统包括鼻、咽、喉、气管、支气管和肺。

你体内的所有细胞都需要氧气，为人体的基本活动提供能量。前文讲过，线粒体是细胞的"能量工厂"，这些小细胞器只有在有持续供氧的环境下才能工作。呼吸系统的工作是从空气中吸收氧气并将其输送到体内其他组织中，同时排出体内的二氧化碳。

你知道吗？

人体内的膈肌是肋骨下方的一块肌肉，膈肌的上升使肺部缩小，下降使其扩张，是驱动整个呼吸过程的主要引擎。吸气时，空气会沿着鼻腔向下经过咽部，然后通过喉部，经过气管，最终到达你的肺部。

气管分支为更小的管子，称为支气管。支气管分别通向左肺和右肺。就像树枝一样，支气管分裂成许多更小的管子，称为细支气管。它们与称为肺泡的囊泡相连，肺泡被毛细血管覆盖。这些微小的囊泡是血液吸收氧气并释放二氧化碳的地方。

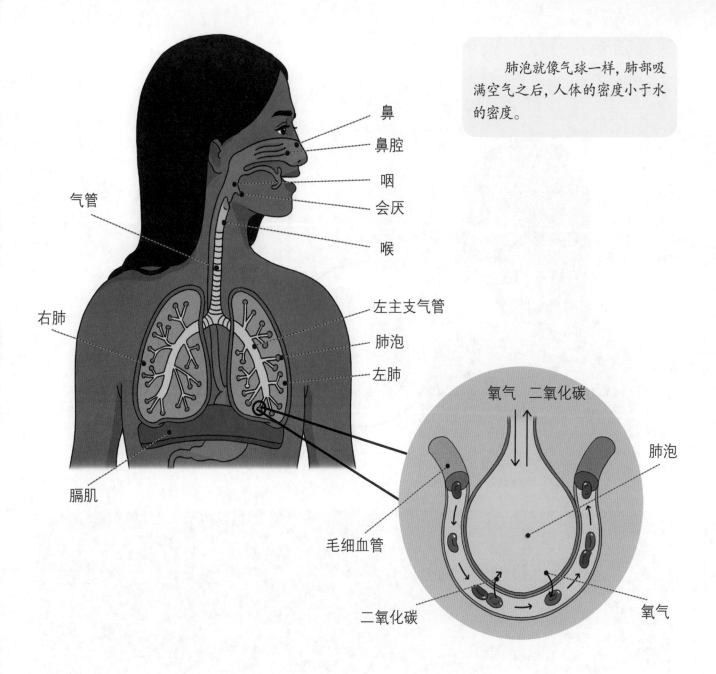

肺泡就像气球一样,肺部吸满空气之后,人体的密度小于水的密度。

鼻

鼻腔

咽

会厌

喉

气管

右肺

膈肌

左主支气管

肺泡

左肺

肺泡

氧气　二氧化碳

毛细血管

二氧化碳

氧气

课外活动：呼吸，循序渐进

在图上标出呼吸的步骤序号。（如需帮助，参见第 61 页。）

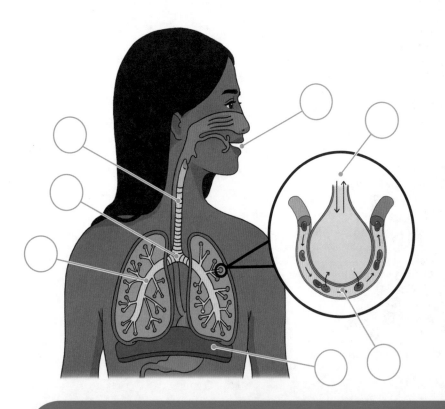

1 膈肌降低，胸部扩张

2 空气进入口鼻

3 空气沿气管向下流动

4 空气分别流入左右主支气管

5 空气进入细支气管

6 空气进入肺泡

7 氧气从空气中分离并进入血液

➡ 在家练习

　　肺活量是指人体在最大吸气后尽力呼气的气量。深吸一口气，然后尽可能多地呼气，你呼出的气量就是你的肺活量。试试你的肺活量！用力深吸气，然后进行一次长长的呼气，同时把呼出的气吹进气球。也请成年人以同样的方式吹气球。通过比较气球的大小，推测谁的肺活量更大。

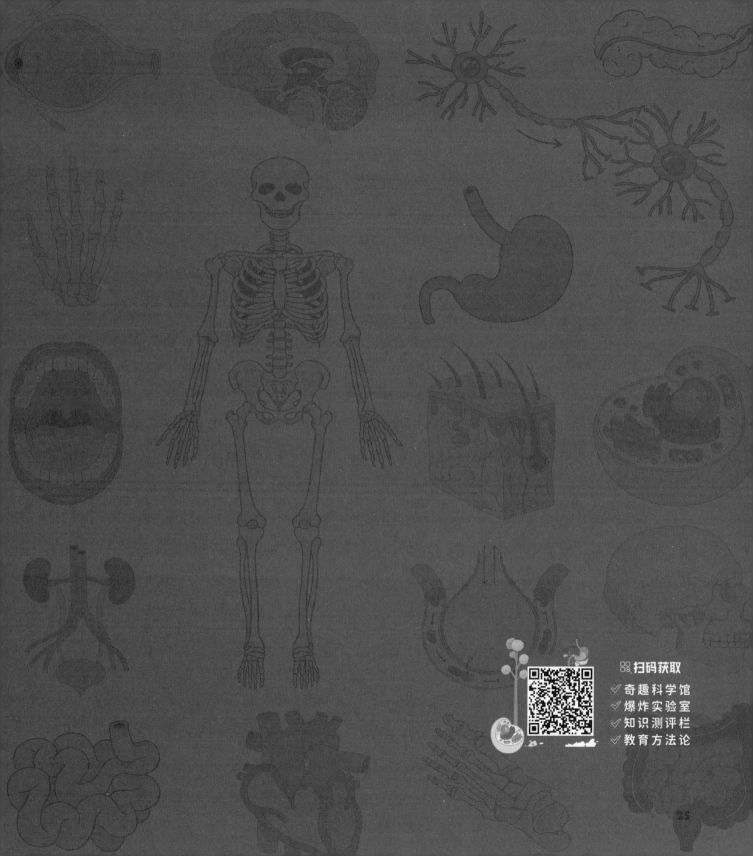

感知世界

你的大脑不断收集周围环境的信息，应对各种不同的情况。大脑利用皮肤、眼睛、耳朵、鼻子和嘴巴等感觉器官感知环境的变化。例如，如果你闻到烟味，你的大脑会提示你附近可能有火情，你应该赶紧离开。

当你坐车时，你内耳中的前庭末梢感受器感知到你在向前运动，如果没有看向窗外，你眼前的景象是静止的，这会造成大脑的运动指令和感觉反馈不一致，你就会感到晕车。如果你感到晕车，立刻看向窗外并盯着远处的物体，帮助大脑理解从耳朵接收到的信号，缓解晕车。

你知道吗？

身体的每个感觉器官都有数以万计的感受器，这些感受器各有分工。

皮肤中的感受器感知热量和压力。

眼睛中的视杆细胞和视锥细胞能够感知光线和不同的颜色。

耳朵中的微小细胞会感知震动，帮助你倾听外界的声音。耳朵内部还有充满液体的腔室，帮助你保持平衡。

你的肌肉具有本体感受器，可以让你随时了解身体各部位的位置。正因如此，即使闭着眼睛，你也可以用手指准确摸到鼻子！

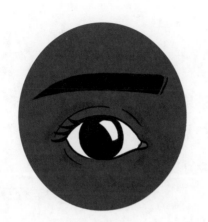

视觉

有些人可以"尝到"颜色或"看到"音乐。这是因为他们的大脑处理感觉信号的方式与大多数人不同。

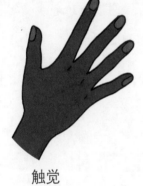

触觉

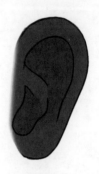

听觉

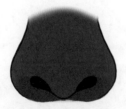

嗅觉

味觉

皮肤、头发和指甲

皮肤是保持体内环境稳定的重要器官，它使你的身体内部保持温暖和湿润，保护其免受细菌侵害，并提供周围环境的信息，比如判断物体是热是冷。头发和指甲是从皮肤的特殊结构中生长出来的。

皮肤是人体最大的器官，成人皮肤的重量可达自身体重的16%。

皮肤中有一种叫作黑色素的物质。正是由于黑色素的存在，人们有了不同的肤色。黑色素可以阻挡有害的太阳辐射。黑色素越多，肤色就越黑。

皮肤会进行新陈代谢，不断地换"新皮"。人体每小时会脱落约40000个皮肤细胞！

➡ 在家练习

展开回形针，使回形针的两个尖端相距约2.5厘米。将回形针的尖端轻轻地放在不同部位（例如手臂后部、前额或手指）的皮肤上。如果你感知到两点，那意味着该部位有更多的感受器。哪些部位可以感知两点？哪些部位只能感知一个点？

皮肤剖绘图

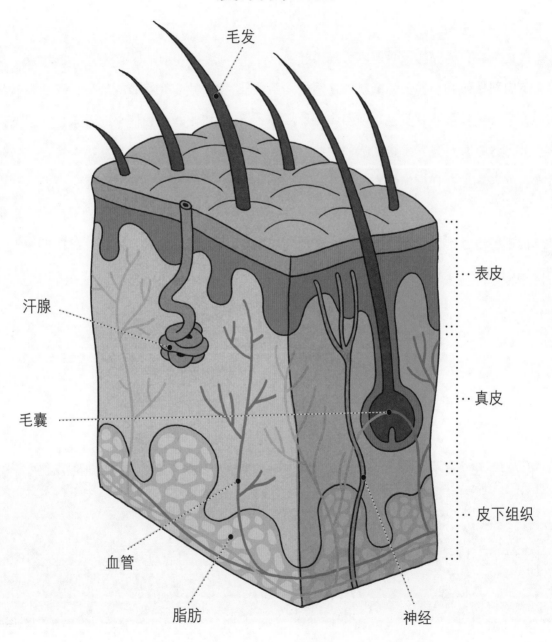

毛发

汗腺

毛囊

血管

脂肪

表皮

真皮

皮下组织

神经

眼睛

眼睛就像窗户，使光线信号传到大脑，让你可以看到世界。眼睛中的透明晶状体将图像投射到眼睛后面的视网膜细胞上。视网膜获取这些信息并通过视神经将其发送到你的大脑。大脑会解析这些图像并告诉你看到的是一只鸟还是一架飞机。

眼球前部的有色部分叫虹膜。有些人有两个不同颜色的虹膜，这种情况被称为虹膜异色症。

视野中有一个你看不到的盲点，这是视神经穿过并离开眼睛的地方，因此没有视觉细胞和光接收器。我们平时看东西不会觉得眼前有盲点，因为大脑会自动填补空白，两只眼睛的视野重叠部分刚好覆盖盲点。

红眼病是由结膜感染引起的，结膜是眼睑内侧的一层黏膜。结膜炎会使你的眼睛发红发痒，而且很容易传染！

➜ 在家练习

深度感知是人体判断物体距离的能力。你的双手各握一支铅笔，双臂伸直，尝试在双眼睁开的情况下用笔尖触碰桌面上的橡皮擦；闭上一只眼睛再试一次。你两次都能用笔尖碰到橡皮擦吗？

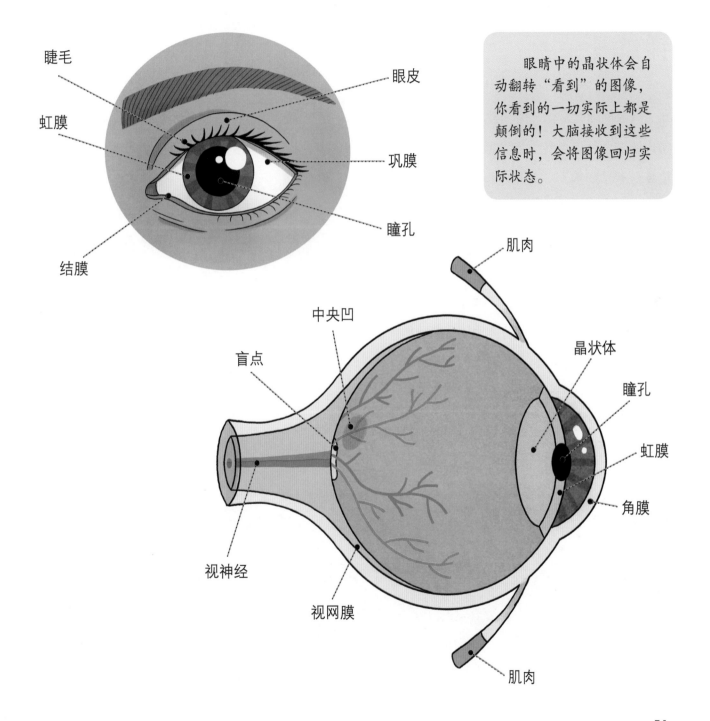

睫毛

眼皮

虹膜

巩膜

结膜

瞳孔

眼睛中的晶状体会自动翻转"看到"的图像，你看到的一切实际上都是颠倒的！大脑接收到这些信息时，会将图像回归实际状态。

中央凹

盲点

肌肉

晶状体

瞳孔

虹膜

角膜

视神经

视网膜

肌肉

详解耳朵

耳朵的形状就像一个漏斗，可以收集声音，将声波送入耳道并传达到鼓膜。鼓膜将这些声波转送到你的内耳，转换成神经信号，内耳的声音感受器将神经信号发送到大脑，让你产生听觉，感知到声音。

耳朵中的微小腺体会产生耳垢，捕获灰尘和其他颗粒，防止它们进入内耳，保护耳朵。耳垢虽然有点恶心，但会起到保护耳道的作用。

耳朵中的声音感受器称为毛细胞，噪声太大会损坏这些细胞并导致听力损失。所以，当你戴耳机听音乐的时候，音量不能太大。

耳朵分为外耳、中耳和内耳，中耳通过咽鼓管连接到喉咙。如果细菌侵入中耳，咽鼓管就会因发炎导致膨胀而关闭，引起中耳炎（一种耳部炎症）。

➡ 在家练习

声音分为低音（如车轮滚动的隆隆声）和高音（如口哨声）。内耳中的感受器可以分辨不同的音量和音高。让我们用玻璃杯和水制作乐器，在多个同款玻璃杯中加入不同量的水，然后用勺子敲击每个玻璃杯并听听它们发出的声音。按照声音从低到高的顺序摆放玻璃杯。敲击玻璃杯，你能奏出简单的曲子吗？

中耳（鼓膜、锤骨、砧骨、鼓室、镫骨）

外耳（外耳道、耳郭）　　　内耳（半规管、前庭神经、耳蜗）

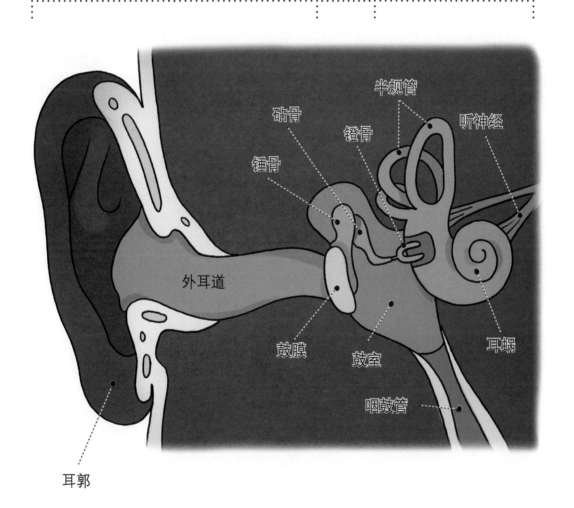

半规管

砧骨

镫骨

听神经

锤骨

外耳道

鼓膜

鼓室

耳蜗

咽鼓管

耳郭

嗅一嗅

鼻子中的特殊嗅觉感受器可以感知空气中的化学物质。吸入空气时，化学物质会附着在鼻腔内的不同感受器上。借助发送信号的感受器，你就能闻到不同的气味。嗅觉可以让你知道食物是否可以安全食用，当你能够闻到某种食物香味时，就知道这种食物味道很好了。

嗅觉与大脑中处理记忆和情绪的部分有关。闻到气味熟悉的食物时，你往往会陷入一段回忆或者某种情感中，例如妈妈做的饭菜。

鼻腔吸入的灰尘颗粒和鼻腔的黏液相结合，就会形成鼻屎。

打喷嚏时，口中的唾液和鼻腔中的黏液会以 160 千米 / 时的速度从你的嘴巴和鼻子中喷出！

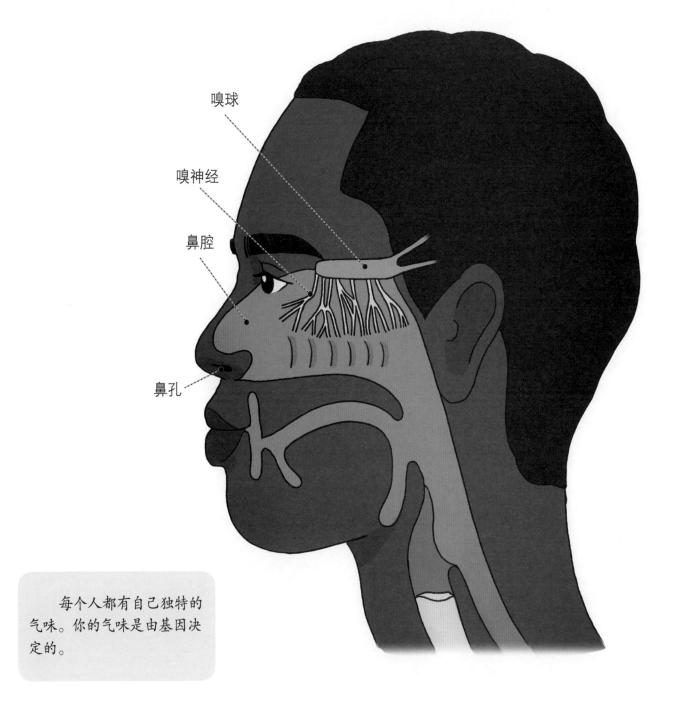

嗅球

嗅神经

鼻腔

鼻孔

每个人都有自己独特的气味。你的气味是由基因决定的。

张大嘴巴！

嘴是用来辅助呼吸、进食和说话的器官，同时还可以保护牙齿。牙齿的作用是将食物切割并研磨成小块。舌头是一块非常强壮的肌肉，可以在你的嘴里移动食物，帮助你发声说话，舌头表面覆盖着感受器（味蕾），让你品尝到不同的味道。口腔中分泌的唾液让你的口腔保持湿润，并使食物更容易被吞咽。

刚出生的新生儿没有牙齿，婴儿在 6 个月左右的时候长出第一颗牙齿（乳牙）。儿童在 6 ~ 7 岁时开始换牙，乳牙会逐渐脱落，被恒牙代替。

你的舌头表面有成千上万的味蕾，有五种主要的味觉类型：甜、酸、咸、苦和辣。这些味觉共同作用，使每种食物都有独特的味道。

口腔的唾液中含有一种化学物质，可以将淀粉分解成麦芽糖。所以，你在舌头上放一块饼干，即使你不咀嚼，饼干也会溶解，你还会感觉到饼干甜甜的味道。

➡ **在家练习**

鲜味，这种味道来自食物中一种叫作谷氨酸的氨基酸。在你家的厨房里寻找一些鲜味的食物。你还能找到其他口味的东西吗？写下厨房中各种口味（甜、酸、咸、苦和辣）的食物。

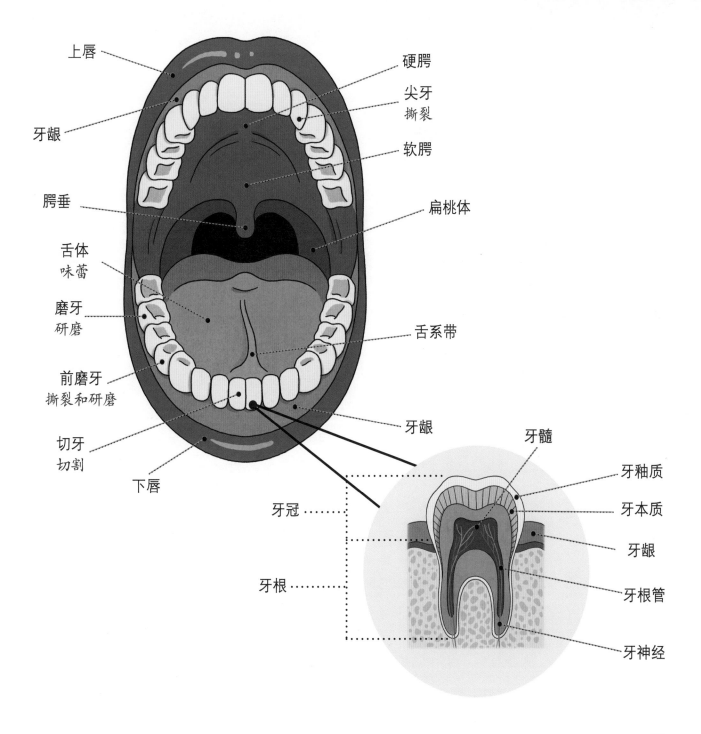

上唇

牙龈

腭垂

舌体
味蕾

磨牙
研磨

前磨牙
撕裂和研磨

切牙
切割

下唇

硬腭

尖牙
撕裂

软腭

扁桃体

舌系带

牙龈

牙冠

牙根

牙髓

牙釉质

牙本质

牙龈

牙根管

牙神经

神经系统

神经系统就像一张电力网，其中的传输通道是神经元和神经胶质。神经元接收来自身体或大脑的指令，利用电脉冲和化学物质将指令传递给附近的神经元。例如，当你想拿起某个东西的时候，大脑会向你的手指肌肉发送指令，然后你的手指就会执行指令。

做梦时，你的大脑会释放一种化学物质使肌肉麻痹，所以你不会梦游或到处乱走。想象一下，如果梦中的动作你要真正做一遍，那就太危险了！

你知道吗？

神经系统分为两个部分：

中枢神经系统（CNS），由大脑和脊髓组成，负责支配与控制你身体的所有行为。

周围神经系统（PNS），包含将中枢神经系统连接到身体不同部位以控制肌肉和感官的所有神经。周围神经系统还控制你的非自主行为，如心率和消化系统功能。

神经元收到信号时，会与中枢神经系统中的其他神经元相互作用。通常，信号会传到大脑，然后大脑决定如何反应。大脑向不同的神经元发送指令，这些神经元将指令传递到身体需要做出反应的部位。

神经反射分为非条件反射和条件反射。非条件反射是对你无须思考的事情的自动反应，比如你触摸滚烫物体的时候会立即缩回手。非条件反射发生得很快，因为信号只需要到达脊髓（而不是大脑），你就会做出反应。

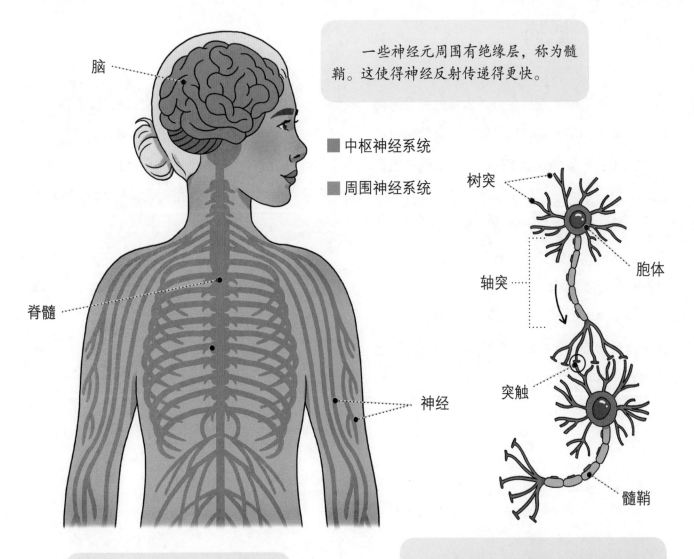

脑

脊髓

神经

一些神经元周围有绝缘层，称为髓鞘。这使得神经反射传递得更快。

■ 中枢神经系统

■ 周围神经系统

树突

胞体

轴突

突触

髓鞘

通常，神经元损伤后不能恢复或替换。也就是说，对大脑或脊髓的损伤通常是永久性的。

每个神经元之间有一个特化的接触区，称为突触。神经胶质中的化学物质穿过突触，向下一个神经元发出信号。许多神经胶质还可以影响你的情绪。

神奇的大脑

大脑是身体的指挥中心，大脑的每个部分的功能各不相同。在你眨眼间，大脑就可以接收有关周围环境的大量信息，并在瞬间做出反应。

大脑可以接收来自身体其他部位的疼痛信号，但大脑本身感觉不到疼痛。这就是为什么外科医生可以在患者清醒时进行脑部手术！

人类大脑有称为"脑回"的皱褶，每个人的大脑皱褶都大致相同。医生甚至将这些皱褶用作脑外科手术中的一种路线图。

在你的头骨内充满一种称为"脑脊液"的液体，这种液体把大脑包围起来，起到保护大脑的作用。如果你的头部受到撞击，你的大脑可能会撞到头骨，发生脑震荡，这是一种脑损伤。

当你学习新知识或者新技能时，大脑体积不会变大。不过，神经元会增加与其他神经元的连接点。

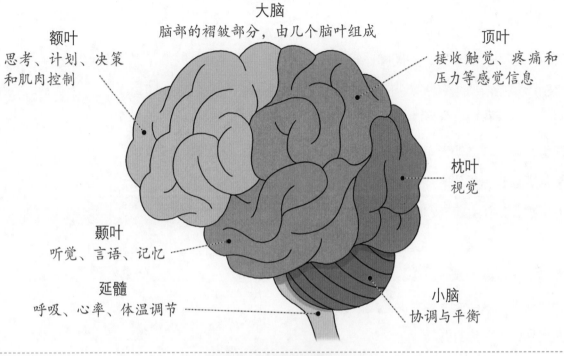

大脑
脑部的褶皱部分，由几个脑叶组成

额叶
思考、计划、决策
和肌肉控制

顶叶
接收触觉、疼痛和
压力等感觉信息

枕叶
视觉

颞叶
听觉、言语、记忆

延髓
呼吸、心率、体温调节

小脑
协调与平衡

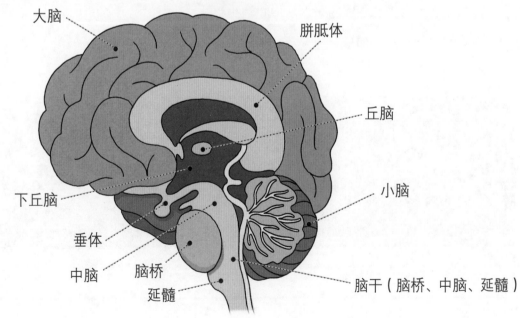

大脑

胼胝体

丘脑

下丘脑

小脑

垂体

中脑

脑桥

延髓

脑干（脑桥、中脑、延髓）

课外活动：周围神经系统（PNS）还是中枢神经系统（CNS）？

阅读以下故事。阅读时，判断哪些行为会刺激中枢神经系统（C）、周围神经系统（P）或两者都参与（B）。在给出的横线上写下你的答案。（如需帮助，参见第61页。）

提示：一个动作同时涉及运动或感知（P）和思考（C）时，就是"两者（B）"。

你正坐在床上计划明天学校郊游穿什么。_____

突然，听到走廊里传来奇怪的声音。____

你心里想，是什么声音？会是谁？_____

你小声问："是谁？"_____

走廊里一片寂静，没人回答。你感到心跳加快。_____

你鼓起勇气，准备下床查看。____

慢慢走到门边，你打开门。____

你感觉有什么柔软温暖的东西从你腿边掠过。_____

你突然发现那是你的猫。_____

➡ 在家练习

你的大脑可以同时理解多种信息，但是，如果信息不匹配，大脑反应速度就会变慢。在下面的框中，你可以看到六个彩色的字。从左到右，尽快地说出单字的字体颜色和念出字本身的读音。说出颜色更快还是读出单字更快？

| 紫 | 红 | 黄 | 蓝 | 橙 | 绿 |

课外活动：大脑各部位的功能！

连线：将大脑的每个部位与其功能相匹配。（答案参见第62页。）

额叶 •   • 接收感觉信息

顶叶 •   • 听觉和言语

颞叶 •   • 决策

枕叶 •   • 平衡感

延髓 •   • 心率和呼吸频率

小脑 •   • 视觉

想吃就吃

当你吃苹果的时候，苹果可以为你的身体提供所需的能量和营养。消化系统的工作是分解苹果以获得身体所需的能量和营养物质。

胃内有一层黏膜，可保护胃不被胃酸侵蚀。如果一个人胃中的胃酸透过这层黏膜并损害胃，就可能会患上胃溃疡并引发胃痛。

大肠是比小肠更宽的"管子"，但小肠的长度比大肠长得多。小肠总长约6米，比你的身高要高得多！

你知道吗？

消化这个过程在你吞咽食物之前就开始了。当你的牙齿磨碎食物，唾液会将其进行简单的分解。吞咽时，食物会沿着你的食管向下进入胃内。胃酸会将食物分解成食糜。食糜离开胃，进入小肠，在小肠中，一种叫微绒毛的毛状结构将营养物质吸收到你的血液中。

未消化的食物从你的小肠进入大肠。大肠的主要工作是吸收食物内的水分，储存未消化的食物。当你去洗手间时，食物残渣成为粪便通过肛门排出。

食物的主要路径是消化道，其他器官会辅助消化。例如，胰腺产生一种叫酶的化学物质，可以分解食物中的碳水化合物和蛋白质。肝脏是人体最大的消化腺，它会产生胆汁，帮助分解食物中的脂肪。胆汁储存在肝脏下方的胆囊中。

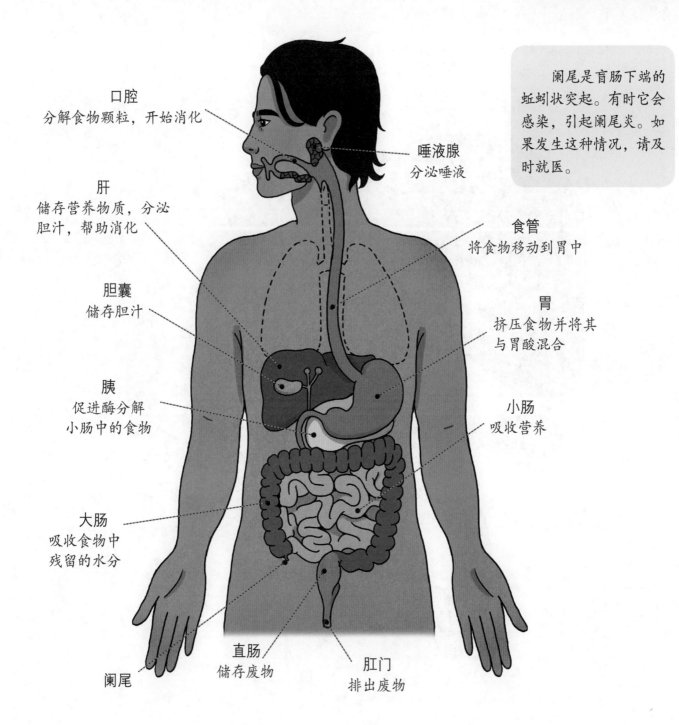

口腔
分解食物颗粒，开始消化

唾液腺
分泌唾液

阑尾是盲肠下端的
蚯蚓状突起。有时它会
感染，引起阑尾炎。如
果发生这种情况，请及
时就医。

肝
储存营养物质，分泌
胆汁，帮助消化

食管
将食物移动到胃中

胆囊
储存胆汁

胃
挤压食物并将其
与胃酸混合

胰
促进酶分解
小肠中的食物

小肠
吸收营养

大肠
吸收食物中
残留的水分

直肠
储存废物

肛门
排出废物

阑尾

部分消化道剖绘图 1

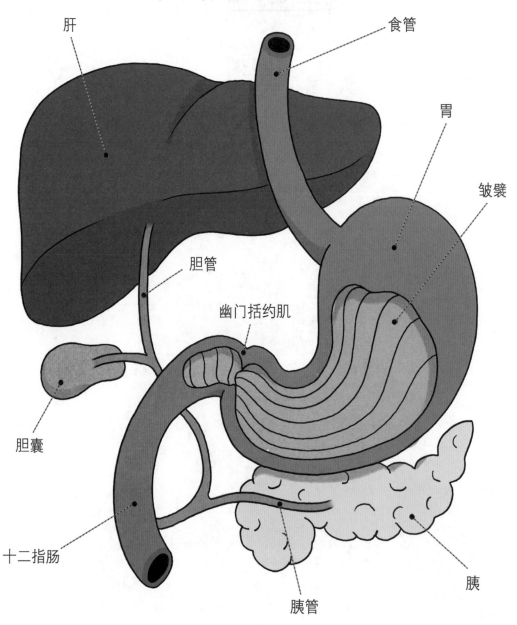

肝

食管

胃

皱襞

胆管

幽门括约肌

胆囊

十二指肠

胰管

胰

部分消化道剖绘图 2

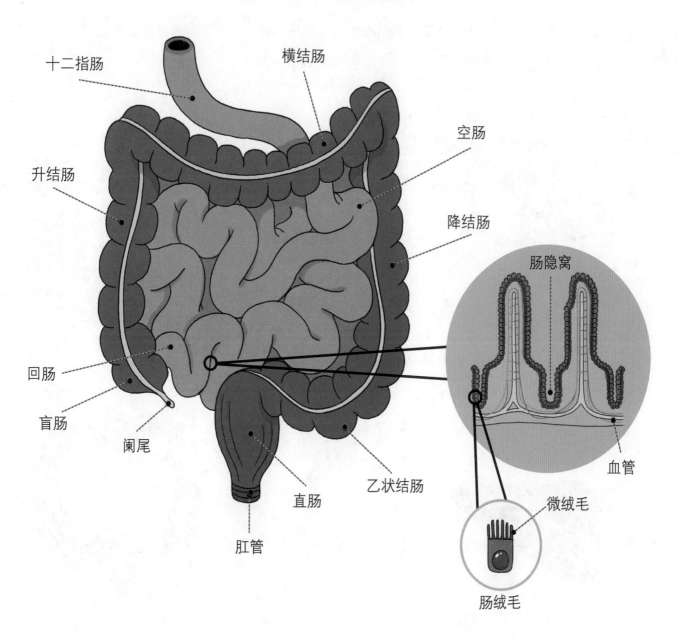

十二指肠

横结肠

空肠

升结肠

降结肠

肠隐窝

回肠

盲肠

阑尾

乙状结肠

直肠

血管

肛管

微绒毛

肠绒毛

课外活动：写下各个器官的名称！

将消化器官的名称与其图片相匹配，在方框中写下对应的数字。（答案参见第 62 页。）

1. 胃　　　2. 胰　　　3. 肝　　　4. 胆囊

5. 阑尾　　6. 小肠　　7. 大肠

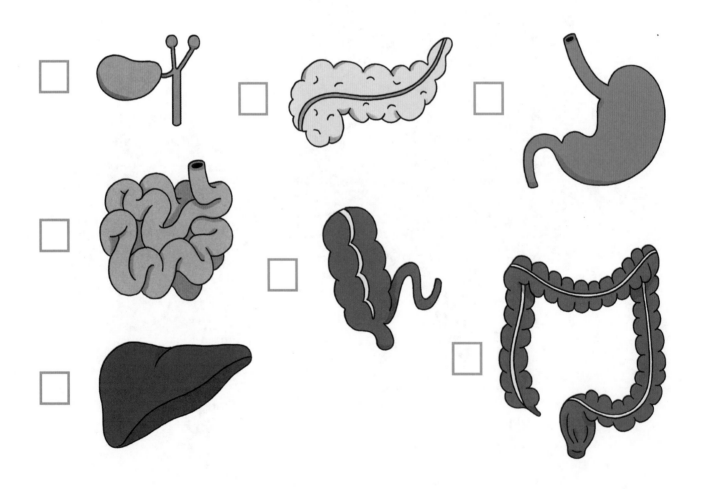

课外活动：自我测验

判断下列语句的对错，圈出正确答案。（如需帮助，参见第62页。）

1. 消化是从胃开始的。　　　　　　　　　　　对　　　错

2. 食物离开胃，进入小肠。　　　　　　　　　对　　　错

3. 食物在进入大肠的途中通过肝。　　　　　　对　　　错

4. 肝是最大的消化腺。　　　　　　　　　　　对　　　错

5. 将营养物质吸收到血液中的器官是大肠。　　对　　　错

6. 未消化的食物通过胰排出身体。　　　　　　对　　　错

7. 食物以食糜的形式离开胃。　　　　　　　　对　　　错

8. 胆囊储存肝脏分泌的胆汁。　　　　　　　　对　　　错

9. 阑尾附着在肝上。　　　　　　　　　　　　对　　　错

10. 未消化的食物或废物储存在直肠中。　　　对　　　错

➡ 在家练习

食物借助肌肉收缩（蠕动）通过消化道。尝试制作一个消化道模型，看看消化系统是如何工作的。在父母允许的情况下，将袜子的脚趾部分剪掉，这就是一个简单的消化道模型。现在将一个塑料球放入袜子中，然后尝试将其从另一端推出。这就是肌肉推动食物穿过胃肠的方式！

体内废物不见了！

肾脏是神奇的过滤器，肾脏可以清除血液中的废物并将其随尿液排出体外。尿液从肾脏流出，进入输尿管，然后会进入膀胱。膀胱是储存尿液的囊性器官，具有弹性。通常成人的膀胱容量为 350 ～ 500 毫升，当膀胱中的尿液越来越多，你就会产生尿意，想要小便！

尿液主要由水组成，通常呈淡黄色。尿液颜色变深可能意味着你感染炎症，或需要喝更多的水。一些药物和食用色素也会使你的尿液变色。

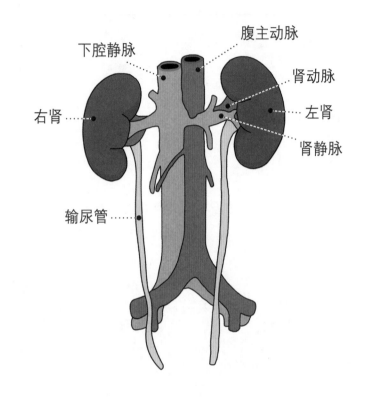

下腔静脉
腹主动脉
肾动脉
右肾
左肾
肾静脉
输尿管

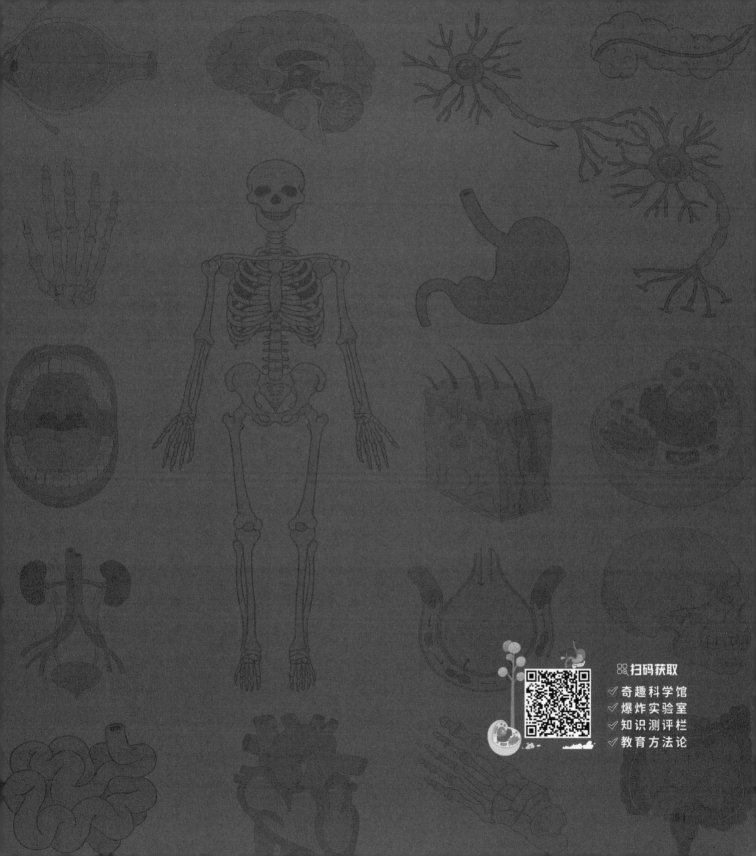

清除病原体

你还记得上次感冒是什么时候吗？感冒时你可能会出现流鼻涕、咳嗽，甚至发热等症状。虽然这些症状会让你难受，但这是你的免疫系统正在努力消灭让你生病的病原体。有些疾病是由病原体引起的，病原体可能是细菌、病毒、真菌或寄生虫等。

当你生病时，医生会观察你的喉咙，检查你的淋巴结是否肿大，这些症状都表明你的身体正在与病原体做斗争。

你知道吗？

你的身体有防止病原体侵入的防御系统。皮肤可以防止细菌或病毒进入体内，鼻腔中的黏液也会捕获细菌。这些保护功能是先天免疫的一部分，是你身体的第一道防线。

你的先天防御系统失效时，适应性免疫系统开始发挥作用。如果感冒病毒进入你的呼吸系统，白细胞就会产生抗体。这些抗体可以附着在入侵病原体上并对它们进行标记，以便其他免疫细胞找到并摧毁它们。巨噬细胞可以包围并吞噬入侵病原体，其他白细胞会精准狙击已标记病原体，你咳出的痰是免疫细胞的残留物和被打败的病原体的残骸。

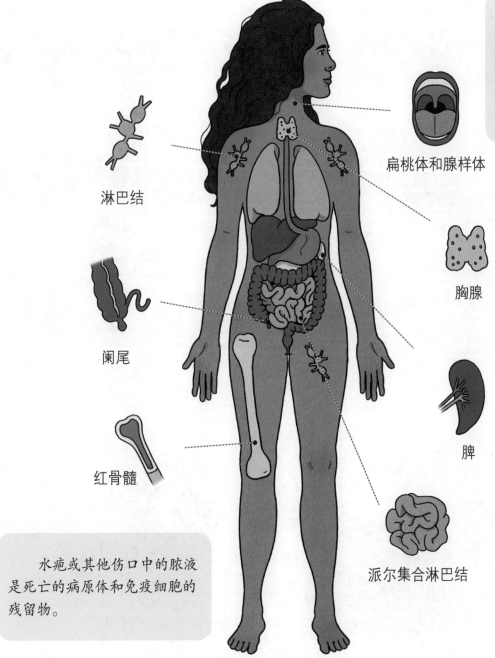

皮肤发生过敏反应是由免疫系统对无害物质（例如宠物皮屑或花粉）过度反应造成的。

淋巴结

阑尾

红骨髓

扁桃体和腺样体

胸腺

脾

派尔集合淋巴结

水疱或其他伤口中的脓液是死亡的病原体和免疫细胞的残留物。

53

课外活动：疫苗如何发挥作用？

你有没有想过疫苗是如何让你保持健康的？下图展示了接种疫苗后，疫苗是如何保护人体免受疾病的侵袭的。根据关键词为病毒和 B 细胞（一种白细胞）涂上颜色！

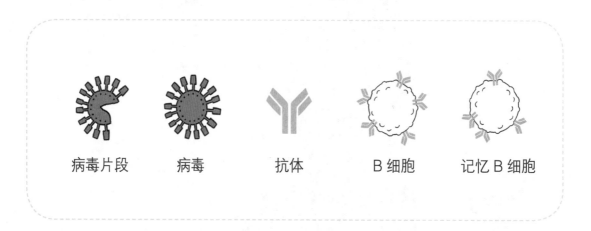

| 病毒片段 | 病毒 | 抗体 | B 细胞 | 记忆 B 细胞 |

1. 经过人工减毒、灭活的病原体（如病毒片段），由医护人员注射到你的体内。

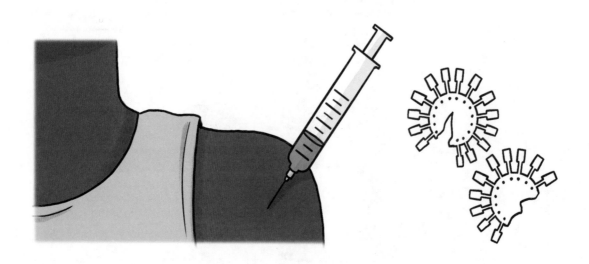

2. 白细胞会产生记忆 B 细胞和抗体，对抗特定的病毒。

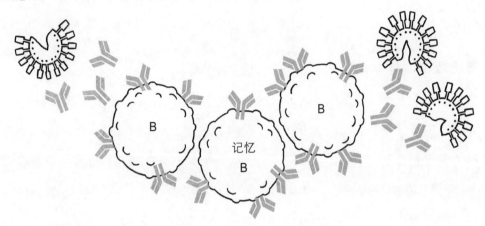

3. 如果同一病毒想入侵你的免疫系统，现在你的记忆 B 细胞可以更快地识别病毒并产生抗体。

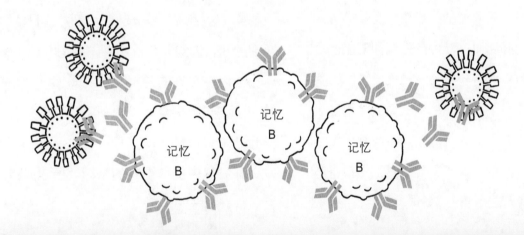

➡ 在家练习

人体的平均体温为 37℃。不同个体的体温可能高于该值，也可能低于该值，并且一天中体温会发生变化。连续几天用体温计测量你的体温并记录下来，你的平均体温是多少？

身体的生长发育

随着年龄的增长,你的身体也会发生变化,为成年做准备。女孩子的乳房开始发育,然后出现月经初潮;男孩子的喉结变大,开始长胡须。这样的过程称为青春期,身体会在这期间产生重要的生殖细胞,青春期通常在9～14岁开始,也可能开始得更早或更晚。每个人生长发育的阶段各不相同!

双胞胎是如何诞生的? 当一个受精卵分裂成两个不同的胚胎时,就会产生同卵双胞胎。双胞胎的基因相同,长得几乎一模一样。

在青春期,个别个体的生长激素会增加大汗腺的活动,腋下有大汗腺,汗液与细菌混合时,会产生难闻的气味,例如腋臭。保持身体清洁,可避免产生异味。

你知道吗?

生殖细胞是人类繁育后代的细胞的总称。女性的卵细胞是由卵巢产生的,精子是在男性的睾丸中产生的。青春期后,女性每个月会排一次卵,卵子可与精子结合,形成受精卵。如果卵子没有在周期内受精,会在月经期间与子宫内膜一起排出身体。月经大约每月一次。

卵子受精后,会形成胚胎。胚胎在母体中发育,长成胎儿,大约九个月从母体中娩出。

基因决定你的长相。人的基因一半来自妈妈的卵子,一半来自爸爸的精子,这就是为什么人们看起来很像自己的父母。每次精子和卵子结合时,都会从中提取不同的基因,所以兄弟姐妹不会长得一模一样。

课外活动：人体结构

分别将女性和男性的器官名称放在对应的圆圈中。一些器官是女性和男性都有的，将它们放在两个圆圈重叠处。（答案参见第 62 页。）

词 库

前列腺	睾丸	直肠	输精管
阴道	尿道	输卵管	肛门
子宫	膀胱		

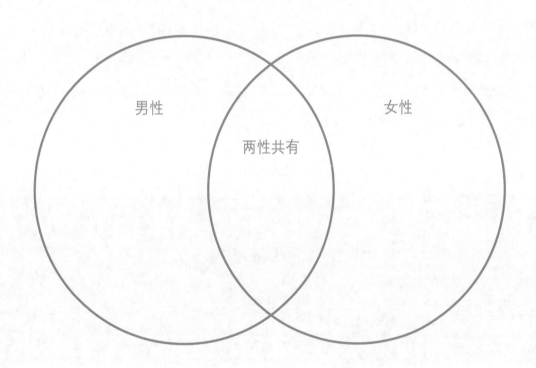

呵护身体

你的身体各部分都在努力工作，帮助你茁壮成长，同时你也必须尽自己的一份力量，保持身体健康。

均衡营养。水果和蔬菜中的维生素和矿物质有助于你保持强健的骨骼，并保持神经系统的正常工作。

充分休息。每天有足够的睡眠，你的大脑和免疫系统才能发挥最佳作用。

经常运动。体育锻炼可以促进你的肌肉生长，还可以改善血液循环。

补充水分。当你运动时，身体会流失很多水分。专业教练有时会给运动员补充含有矿物质（电解质）的饮料。运动饮料可以补充人体因出汗而流失的各种物质。

照顾好你的身体，才能保护好身体所有的器官和各个系统！

随着你的成长，睡眠时长也会发生变化。8岁的儿童每晚要睡10～11小时才能保持健康。成年人的睡眠时间会逐渐减少。

电子设备的屏幕会发出蓝光，这会扰乱你的睡眠周期。少玩手机和电脑，尤其是在睡觉前！

➡ 在家练习

为了保持健康，你首先就要养成经常洗手的好习惯。洗手可以防止"病从口入"，建议学会"七步洗手法"，时长20秒，这差不多是唱两遍《生日歌》的时间。边洗手，边唱歌，20秒很快就过去了。你还知道哪些歌曲时长约为20秒吗？

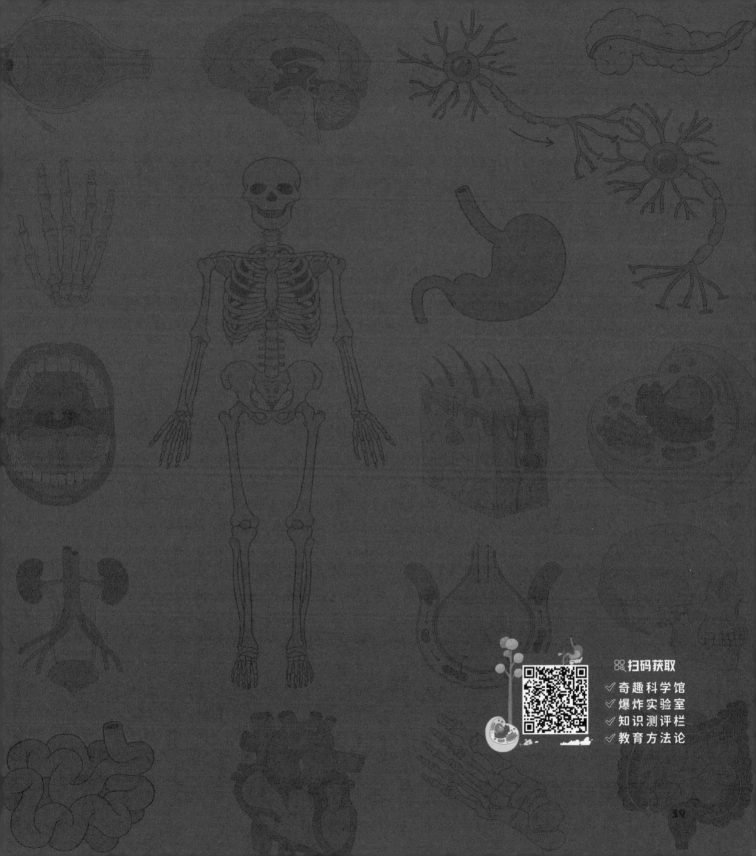

参考答案

填空（第 6 页）

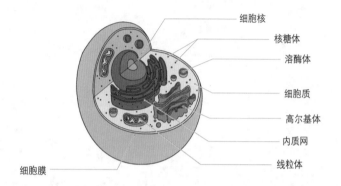

细胞核
核糖体
溶酶体
细胞质
高尔基体
内质网
线粒体
细胞膜

协助细胞医生（第 7 页）

细胞患者症状	哪个细胞组成部分出了问题?
"细胞医生，我早上浑身没劲。我太累了，什么都干不了！"	线粒体
"我的细胞质中废物太多了，真是堆积如山！但我拿它们一点办法也没有。"	溶酶体
"医生，我不知道我在做什么。我准备开始工作了，但我没有收到任何指令！"	细胞核
"我一直试图发送指令，但什么也没有。还有，我的水一直往外漏。"	细胞膜
"医生，你有什么办法吗？我制造了各种实用的蛋白质，但它们无法打包和运输。"	高尔基体
"细胞核给我发出了完美的指令，但我尝试构建蛋白质时，却全都搞错了。"	核糖体
"医生！我试图将蛋白质运输到细胞的另一侧，但它们根本不会移动，全都卡在一起。"	内质网

说出骨骼的名字！（第 12 页）

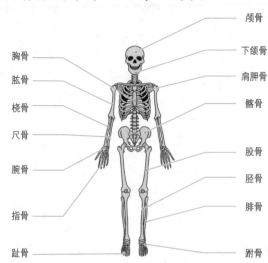

胸骨
肱骨
桡骨
尺骨
腕骨
指骨
趾骨

颅骨
下颌骨
肩胛骨
髂骨
股骨
胫骨
腓骨
跗骨

肌肉配对（第 16 页）

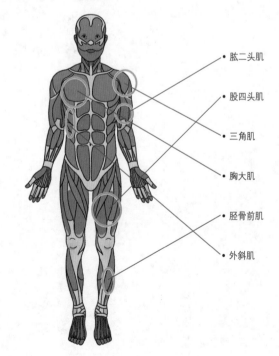

• 肱二头肌
• 股四头肌
• 三角肌
• 胸大肌
• 胫骨前肌
• 外斜肌

你了解自己的肌肉吗？（第 17 页）

1. 心脏中的肌肉类型是 [骨骼肌 / 心肌 / 平滑肌]。

2. 将你的手臂拉向身体的肌肉是 [肱三头肌 / 肱二头肌]。

3. 最大的肌肉是 [臀大肌 / 肱三头肌]。

4. 肌肉由称为 [神经元 / 肌原纤维] 的肌丝组成。

5. 肌肉运动会 [发冷 / 发热]。

6. 骨骼肌是 [随意肌 / 非随意肌]。

7. 平滑肌是 [随意肌 / 非随意肌]。

8. 与肱二头肌相对的肌肉是 [臀大肌 / 肱三头肌]。

9. 身体中最勤劳的肌肉是 [心肌 / 臀大肌]。

10. 你没有意识地控制的肌肉被称为 [随意肌 / 非随意肌]。

给心脏涂上颜色（第 20 页）

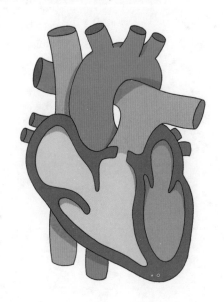

你了解自己的心脏吗？（第 21 页）

1. 氧气

2. 心脏 血液

3. 红色

4. 主动脉

5. 静脉

6. 下腔静脉

7. 毛细血管

8. 双循环

呼吸，循序渐进（第 24 页）

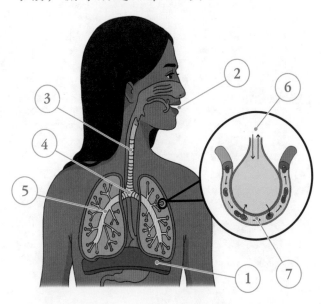

周围神经系统（PNS）还是中枢神经系统（CNS）？（第 42 页）

C、B、C、B、P、C、B、B、C

大脑各部位的功能！（第 43 页）

额叶 — 接收感觉信息
顶叶 — 听觉和言语
颞叶 — 决策
枕叶 — 平衡感
延髓 — 心率和呼吸频率
小脑 — 视觉

自我测验（第 49 页）

1. 错
2. 对
3. 错
4. 对
5. 错
6. 错
7. 对
8. 对
9. 错
10. 对

写下各个器官的名称！（第 48 页）

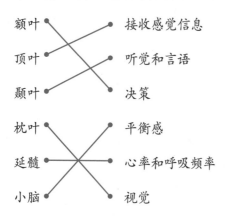
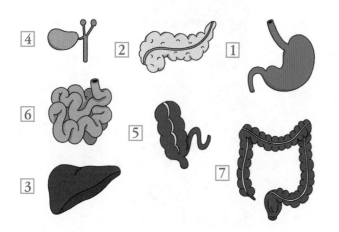

人体结构（第 57 页）

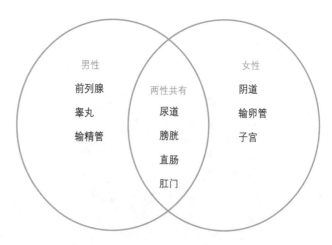

男性：前列腺、睾丸、输精管
两性共有：尿道、膀胱、直肠、肛门
女性：阴道、输卵管、子宫

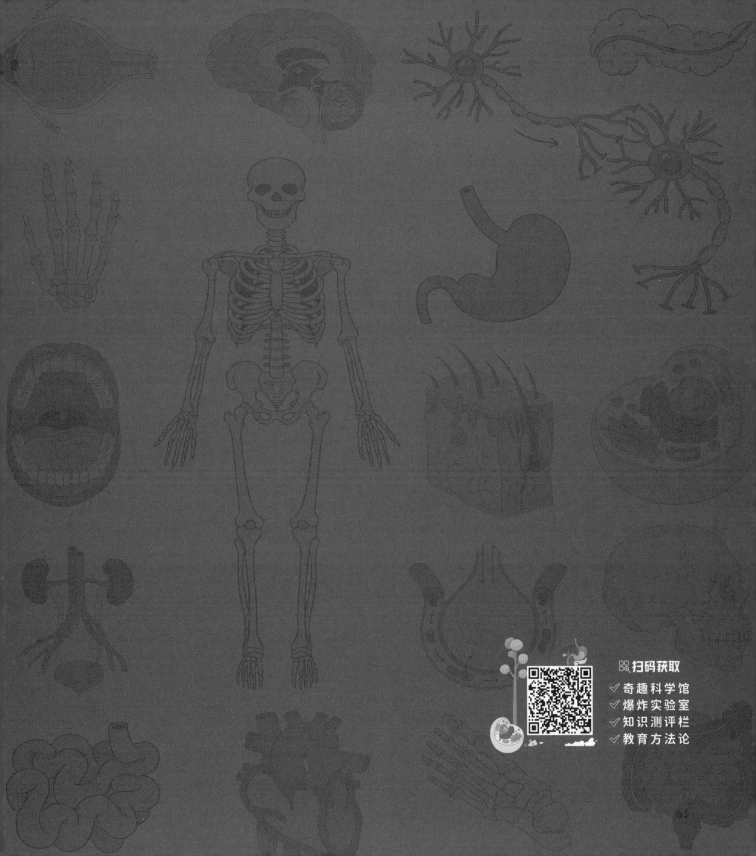

作者简介

插图师简介

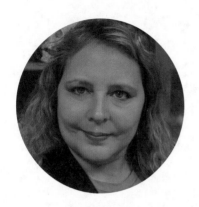

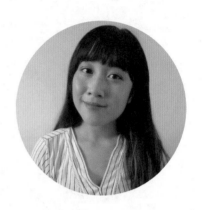

沙娜·毛斯科普夫毕业于美国伊利诺伊州大学生物学院，毕业后她在一所美国公立高中任教，教授生物学、解剖学课程超过30年。沙娜与同事们合作开发了网站 www.BiologyCorner.com，该网站的创办目的是与学生和其他教师分享生物学教学资源。同时，她努力打破传统科学教育常规方法的束缚，积极创作科普图书，巧妙地将科学知识与幽默的文字结合起来，力图将实用又有趣的生物学知识传递给更多的青少年。

克里斯蒂·倪在教幼儿园的孩子们临摹动物图案时，就对艺术产生了热情，从此矢志不渝。作为一名崭露头角的艺术家，她在美国马里兰艺术学院继续深造，获得插图学士学位。她目前在堪萨斯城的一家大型公司担任全职插图师，制作各种工艺品。